키 순서대로 줄 세우기

각 상자에 키가 작은 물건부터 큰 물건까지 순서대로 번호를 적어보세요.

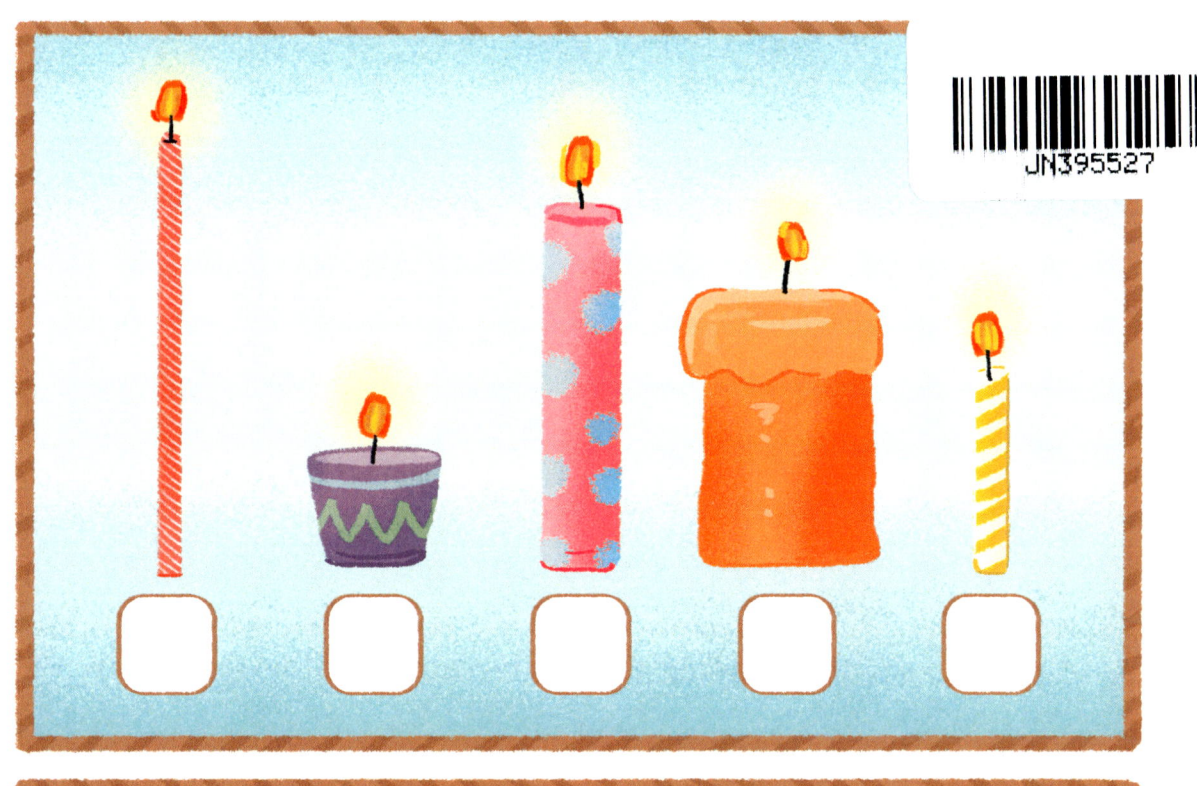

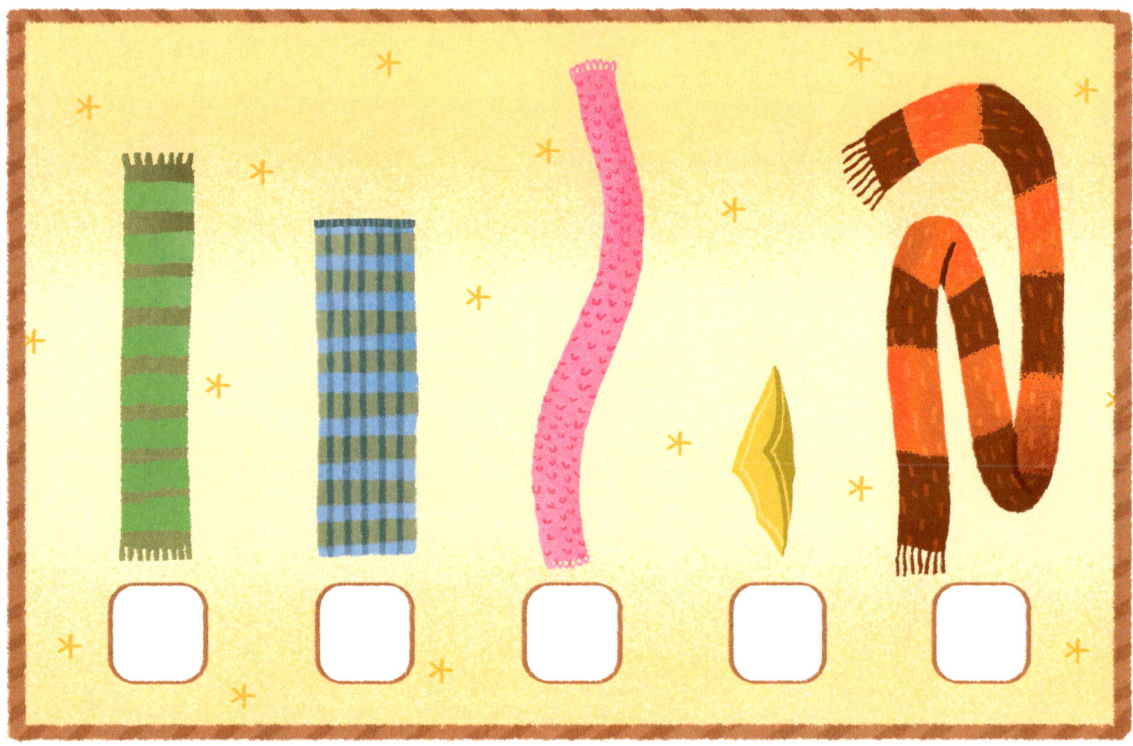

문구점 물건들

〈보기〉를 보고 바구니 속 물건의 금액이 총 얼마인지 적어보세요.

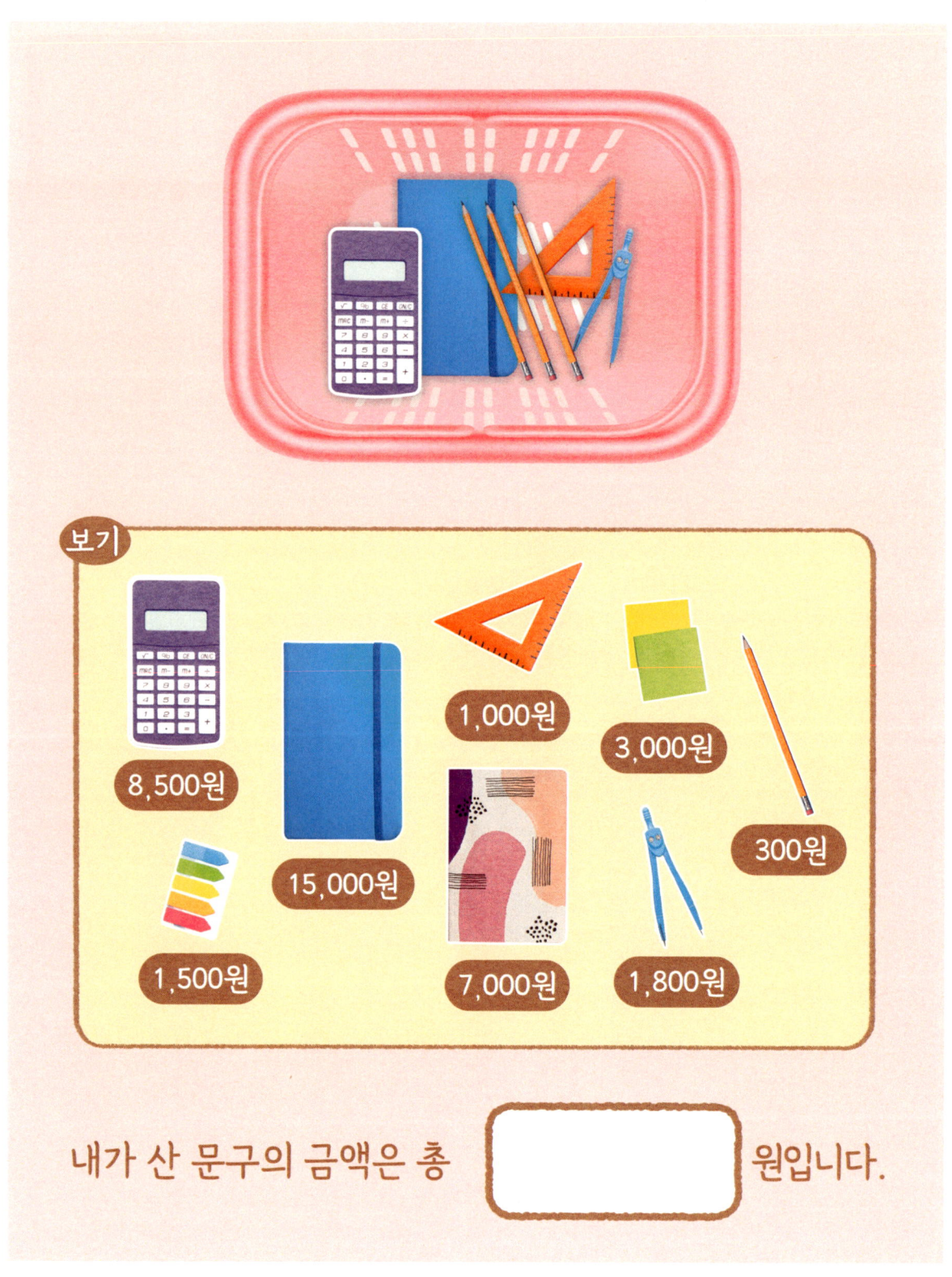

내가 산 문구의 금액은 총 _____ 원입니다.

현실감각 훈련   년   월   일   요일

달력 만들기

아래 빈칸을 이번 달 달력으로 채우고 할 일을 적어보세요.

년 : _____

_____월

일	월	화	수	목	금	토

단어 찾기

ㄹ로 시작하는 단어를 찾고, 빈칸에 모두 몇 개인지 적어보세요.

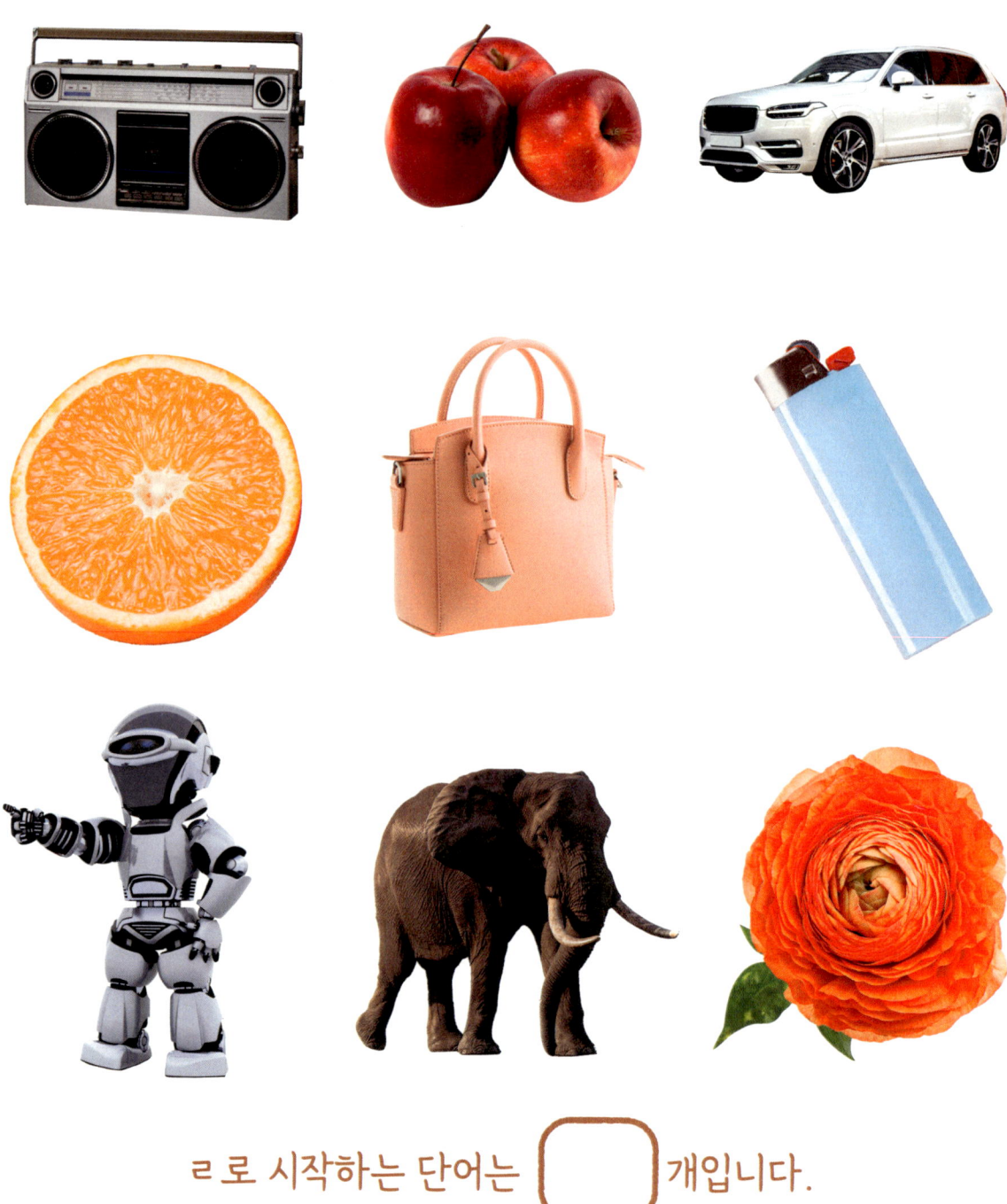

ㄹ로 시작하는 단어는 ☐ 개입니다.

기억력 훈련

공원의 모습 1

공원의 풍경을 잘 기억하고, 다음 장으로 넘어가세요.

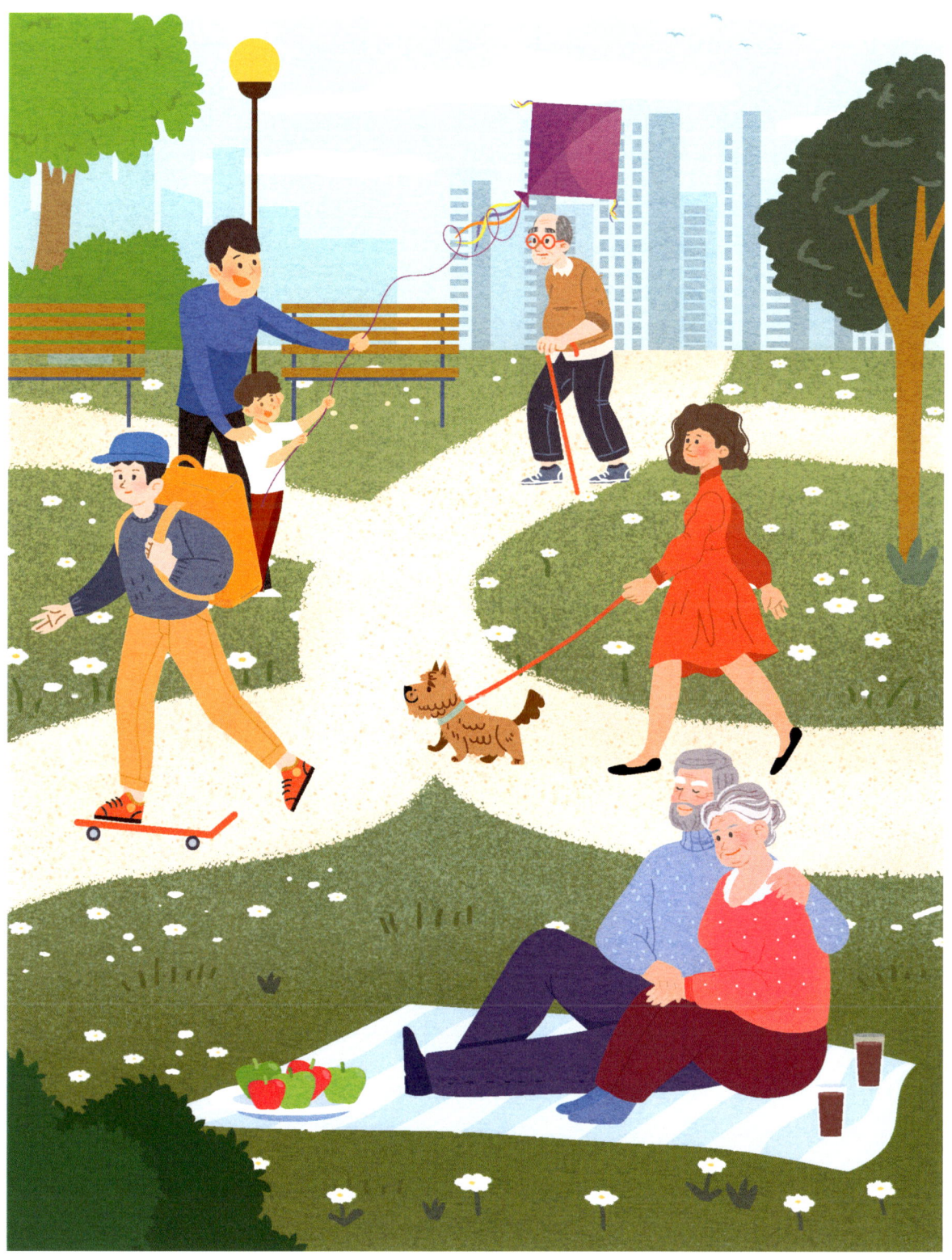

기억력 훈련   년   월   일   요일

공원의 모습 2

앞 장을 잘 기억해 보고, 달라진 부분 5군데를 찾아 동그라미 해보세요.

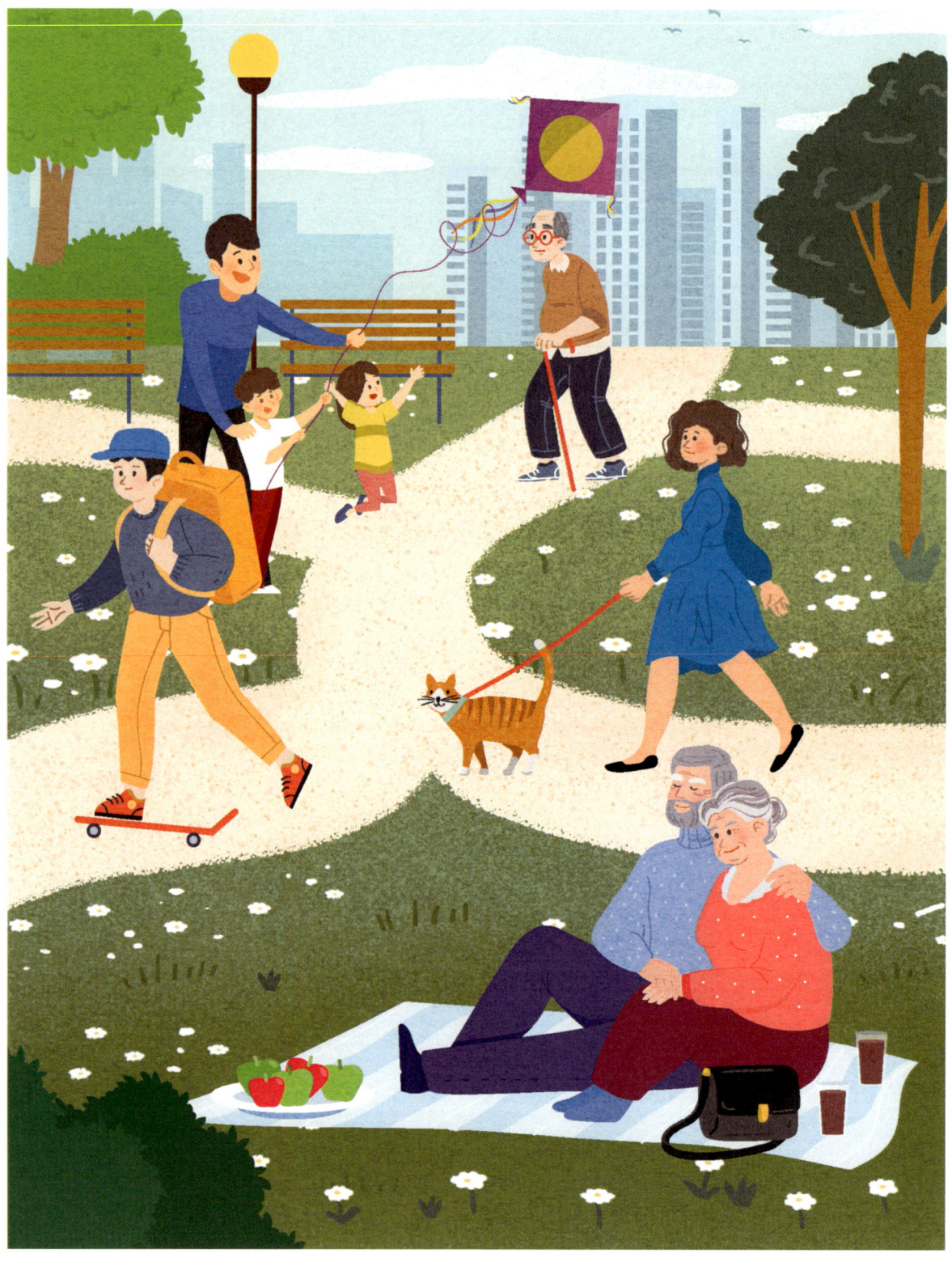

글자 찾기

아래 표에서 '젝'을 모두 찾아 동그라미 해보세요.

적	제	진	잭	죽	책
잭	젝	잭	책	죽	젭
채	축	젭	죽	잭	제
작	죽	적	젝	제	작
책	적	작	잭	작	젭
장	젝	작	책	제	젝
적	장	죽	진	책	채
젝	죽	제	적	작	죽

반쪽 그림 그리기

대칭으로 그림을 완성한 후, 원하는 색으로 색칠해 보세요.

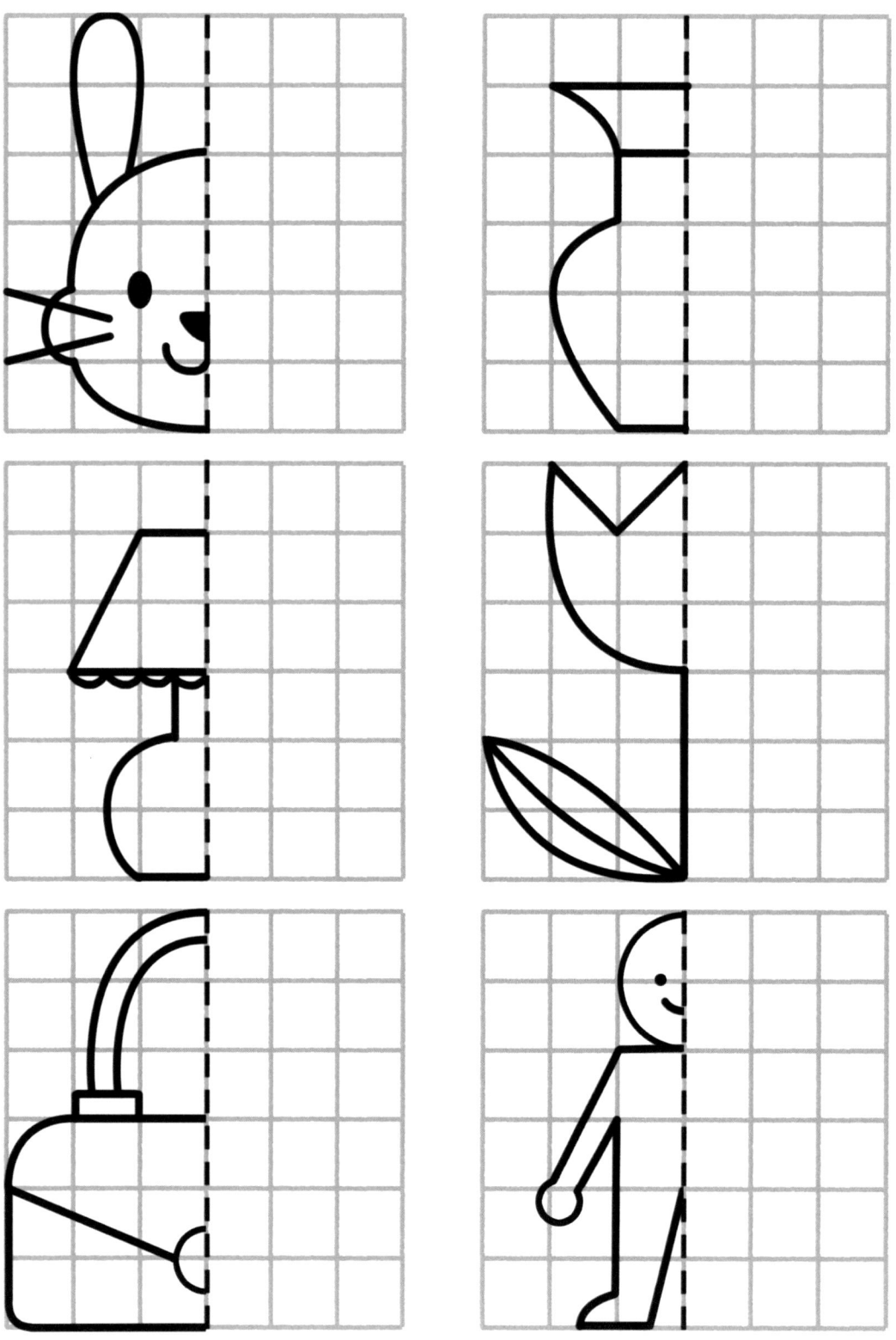

어울리지 않는 단어

왼쪽 동그라미 속 단어의 범주에 해당되지 않는 것을 찾아 동그라미 해보세요.

요일 화요일 수요일 목요일 생일 일요일

집 안방 화장실 요리 거실 침실

곤충 잠자리 파리 나비 벌 말

날씨 맑음 천둥번개 눈싸움 안개 비

색깔 검정색 보라색 연필 주황색 초록색

현실감각 훈련　　　　　　　　　　　　　　　　　년　월　일　요일

장소 퀴즈

아래의 질문을 잘 읽어보고 알맞은 정답을 찾아보세요.

병원에서 일반적으로 할 수 있는 일이 아닌 것은 무엇인가요?

❶ 주사 맞기　　　　❷ 건강검진
❸ 통장 만들기　　　❹ 처방전 받기

공항에서 일반적으로 할 수 있는 일은 무엇인가요?

❶ 수화물 찾기　　　❷ 책 빌리기
❸ 요리하기　　　　❹ 공연 보기

주민등록등본 등 각종 민원 서류를 발급받을 수 있는 곳은 어디인가요?

❶ 공원　　　　　　❷ 어린이집
❸ 시장　　　　　　❹ 주민센터

온갖 종류의 책과 자료를 모아 두고 사람들이 보거나 빌릴 수 있는 곳은 어디인가요?

❶ 수영장　　　　　❷ 버스 정류장
❸ 도서관　　　　　❹ 은행

가로세로 낱말퀴즈

힌트를 보고 가로세로 낱말퀴즈를 풀어보세요.

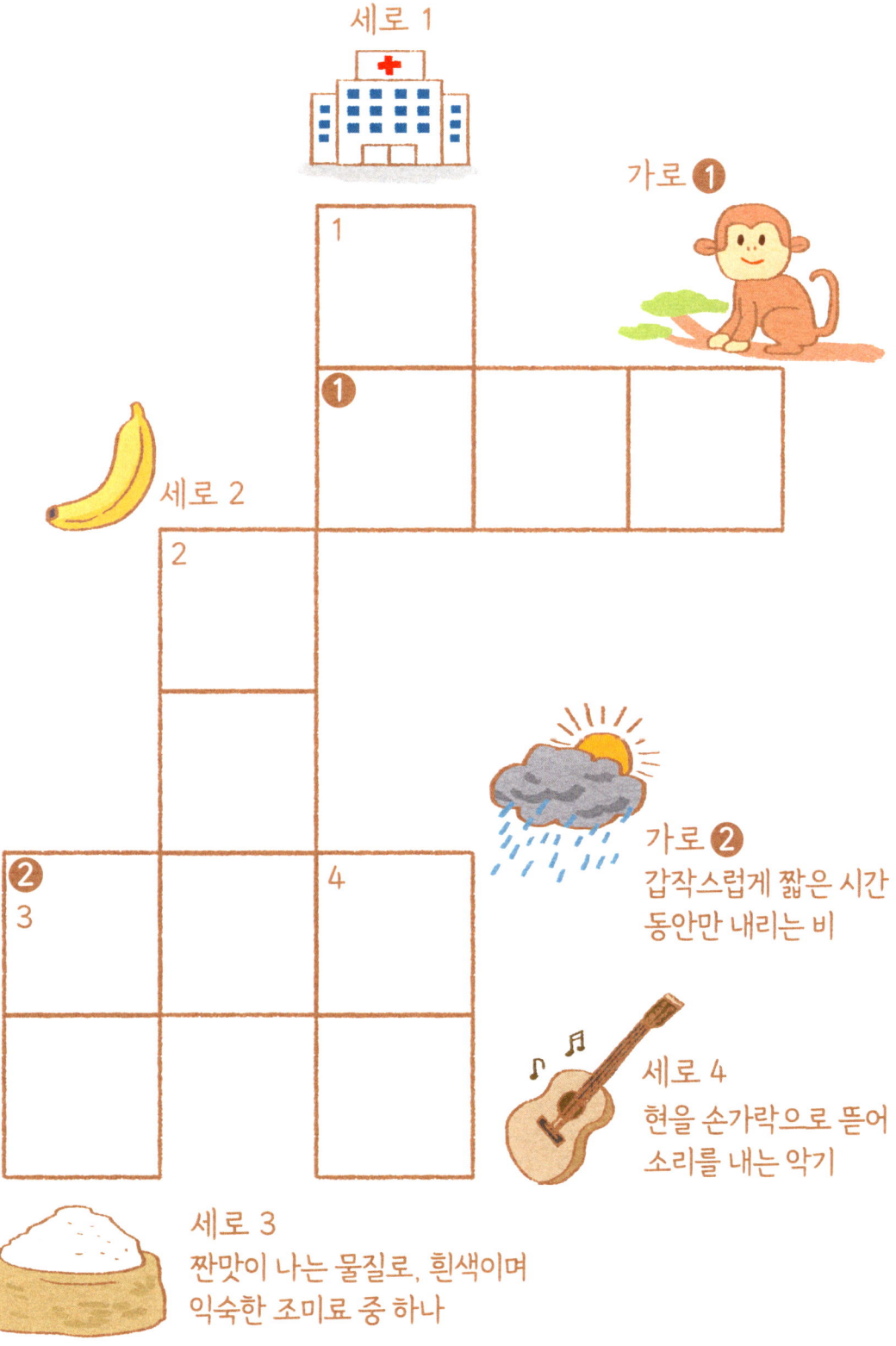

다른 그림 찾기

각 선반에서 다른 것들과 같지 않은 그림을 찾아 동그라미 해보세요.

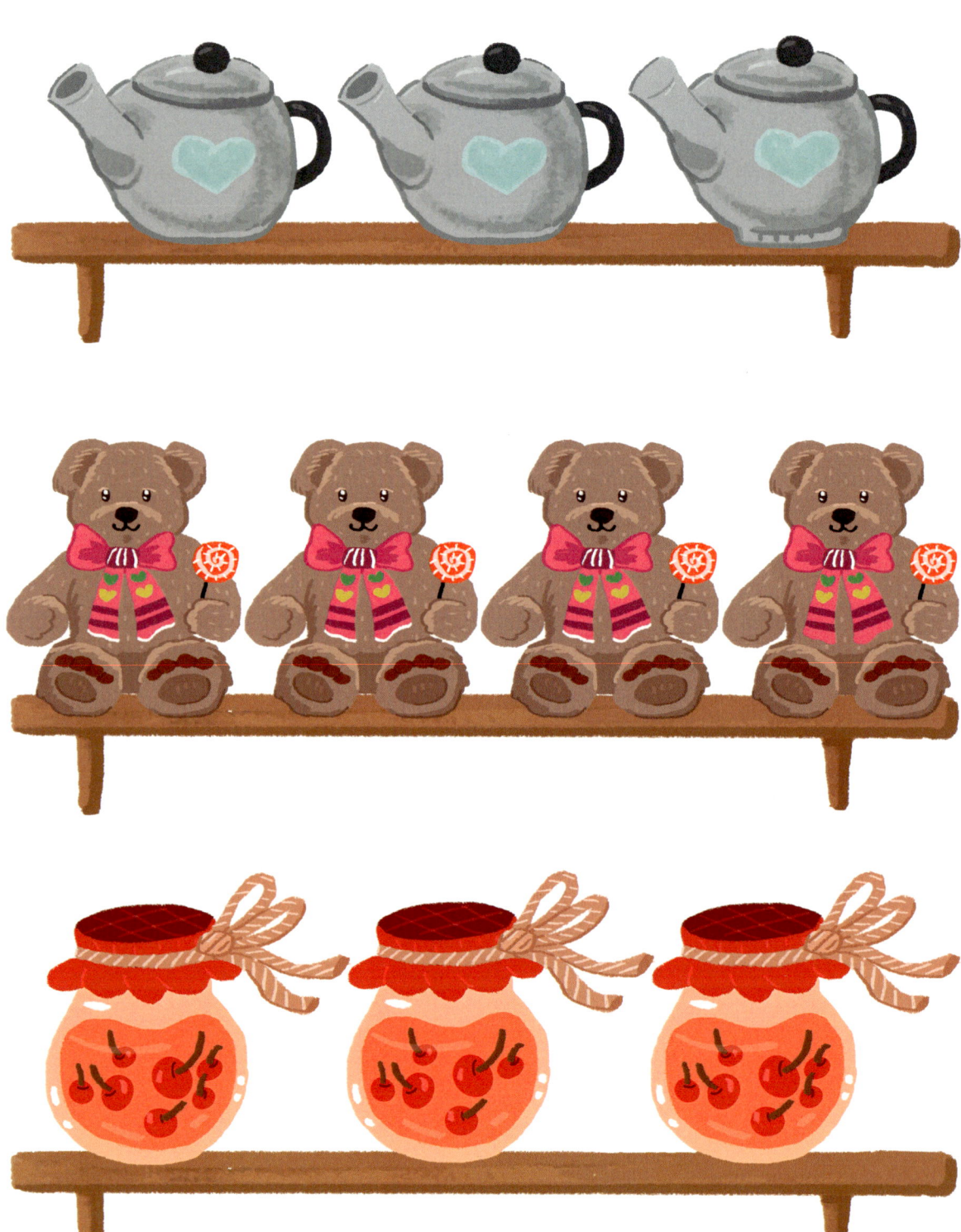

숫자 기억하기 1

아래 숫자의 위치를 잘 기억하고, 다음 장으로 넘어가세요.

3		5	2
1	1		3
2	1	1	5
	3	5	
3	1	5	

숫자 기억하기 2

앞 장을 잘 기억해 보고, 빈칸을 채워보세요.

			2
1			
	1		5
	3		
		5	

따라 읽기

발음에 주의하며 아래 단어를 여러 번 따라 읽어보세요.

법학박사

척추측만증

붉은 팥 풋팥죽

시골 찹쌀 햇찹쌀

순서 맞히기

아래 힌트를 보고 빈칸에 알맞은 행성의 이름을 적어보세요.

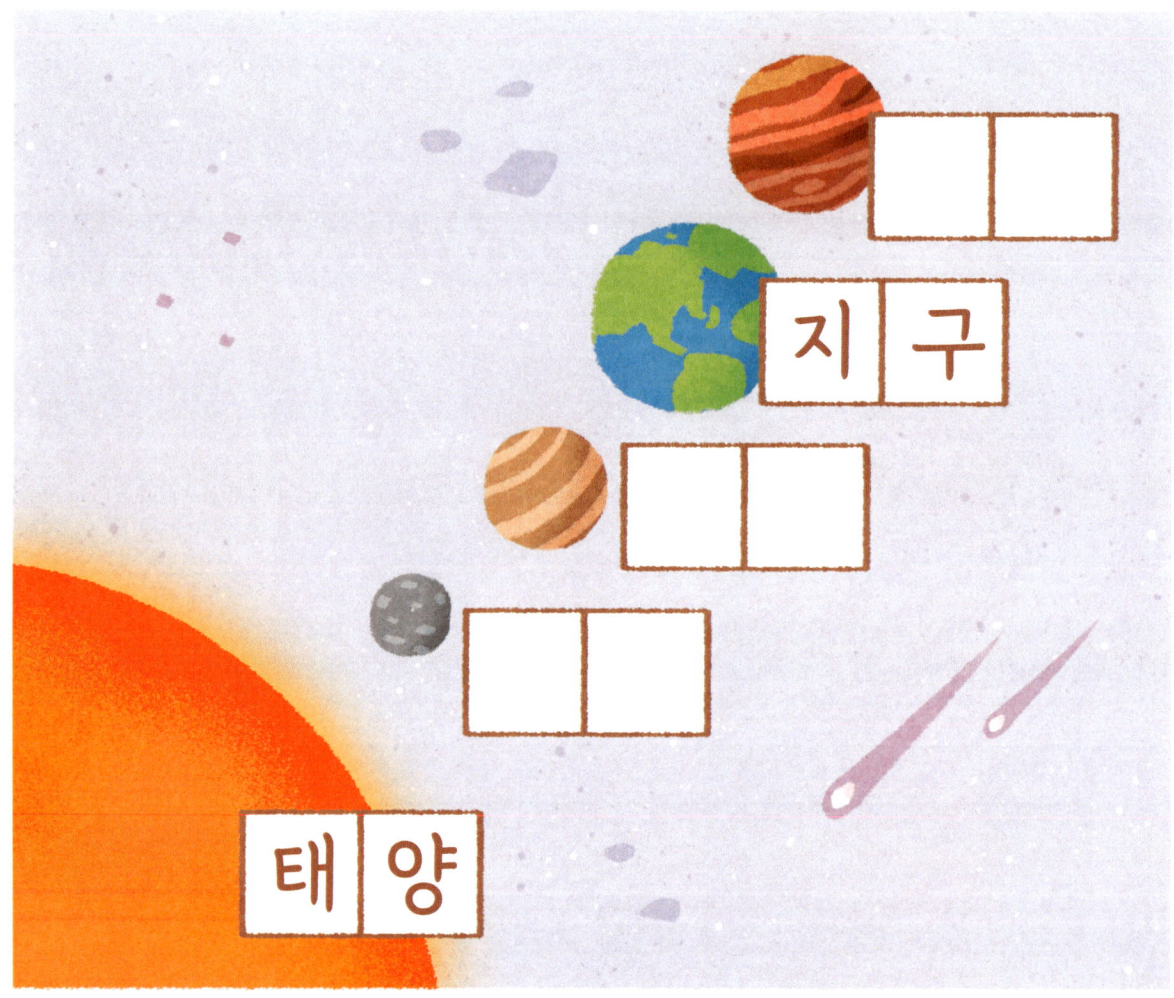

〈힌트〉

수성은 태양의 바로 옆에 있어요.
지구는 화성의 옆에 있어요.
금성은 수성의 옆에 있어요.

같은 그림 연결하기

같은 그림이 3개 이상 연결된 그림을 모두 찾아 선으로 연결하세요.

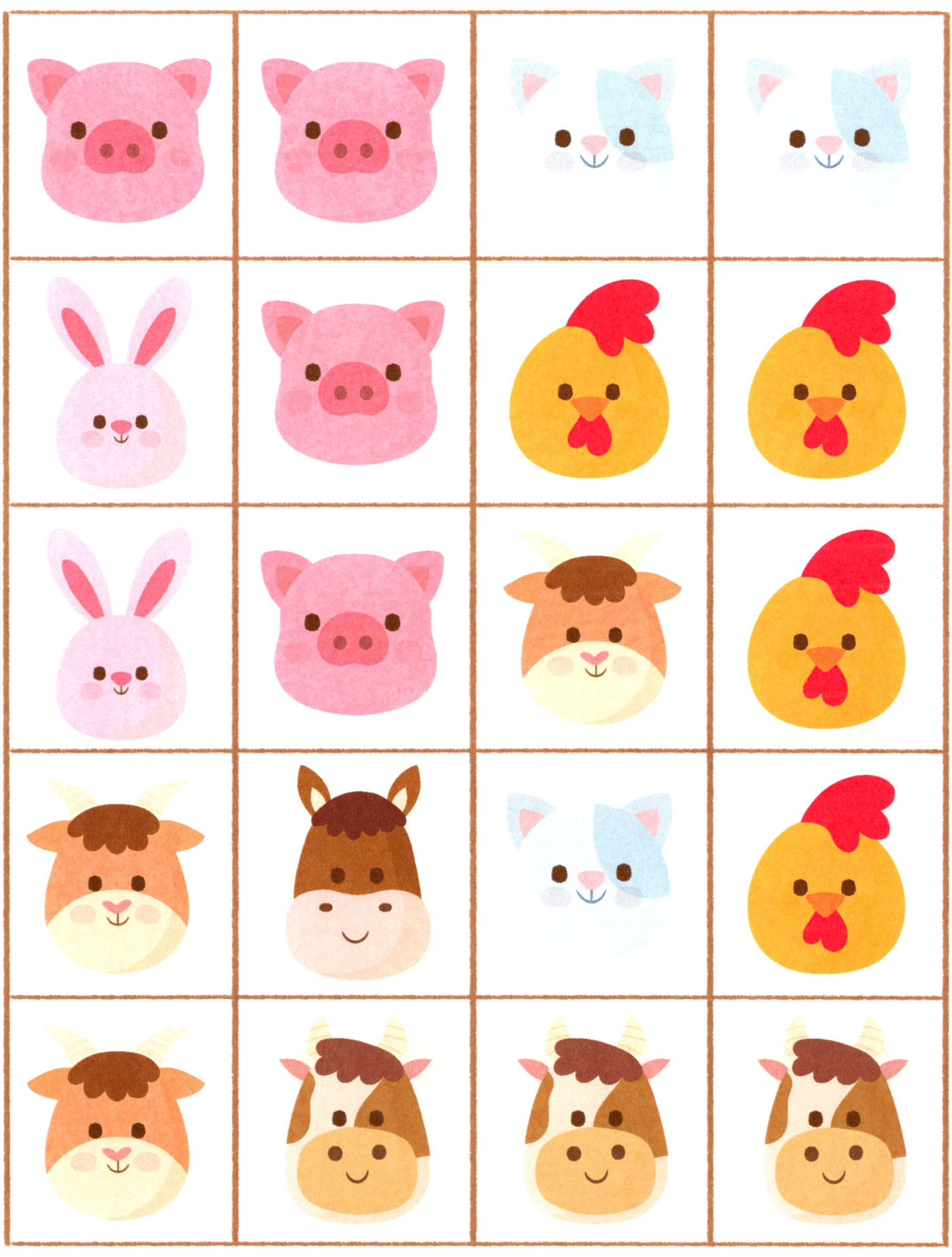

현실감각 훈련

요즘 말 알아보기

아래의 단어를 따라 써 보고 뜻을 알아보세요.

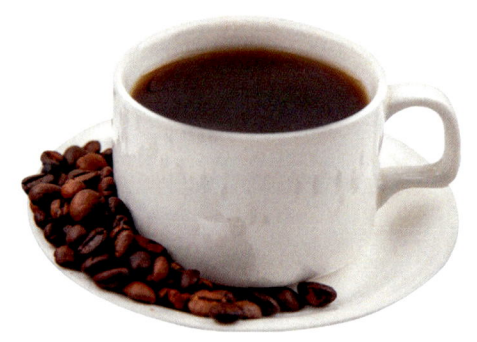

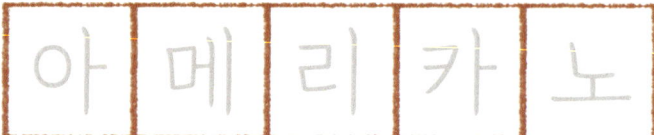

아메리카노는 곱게 간 커피 가루에서 추출한 에스프레소에 뜨거운 물을 더한 커피입니다.

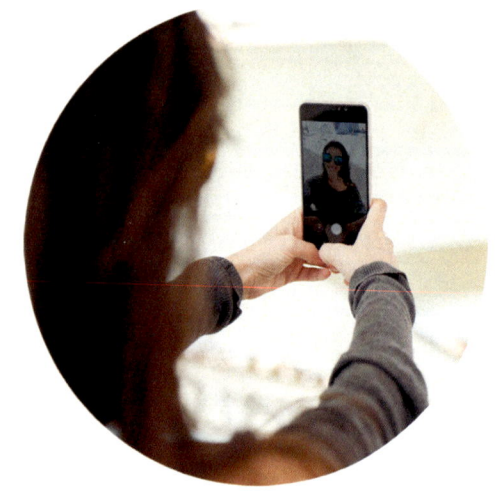

셀카

셀카는 자신의 모습을 스스로 촬영하는 행위를 이르는 말로, 영어의 한국식 표현인 '셀프 카메라(self camera)'의 줄임말입니다.

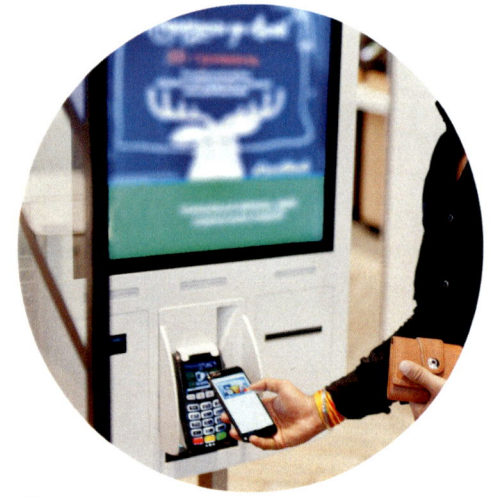

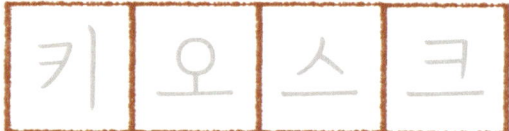

키오스크는 공공장소나 음식점에서 정보 전달이나 주문을 위해 설치된 무인단말기입니다.

시지각력 훈련 　　　　　　　　　　　　　　　　　　　년　월　일　요일

그림 완성하기

예시를 참고하여 아래 그림을 완성해 보세요.

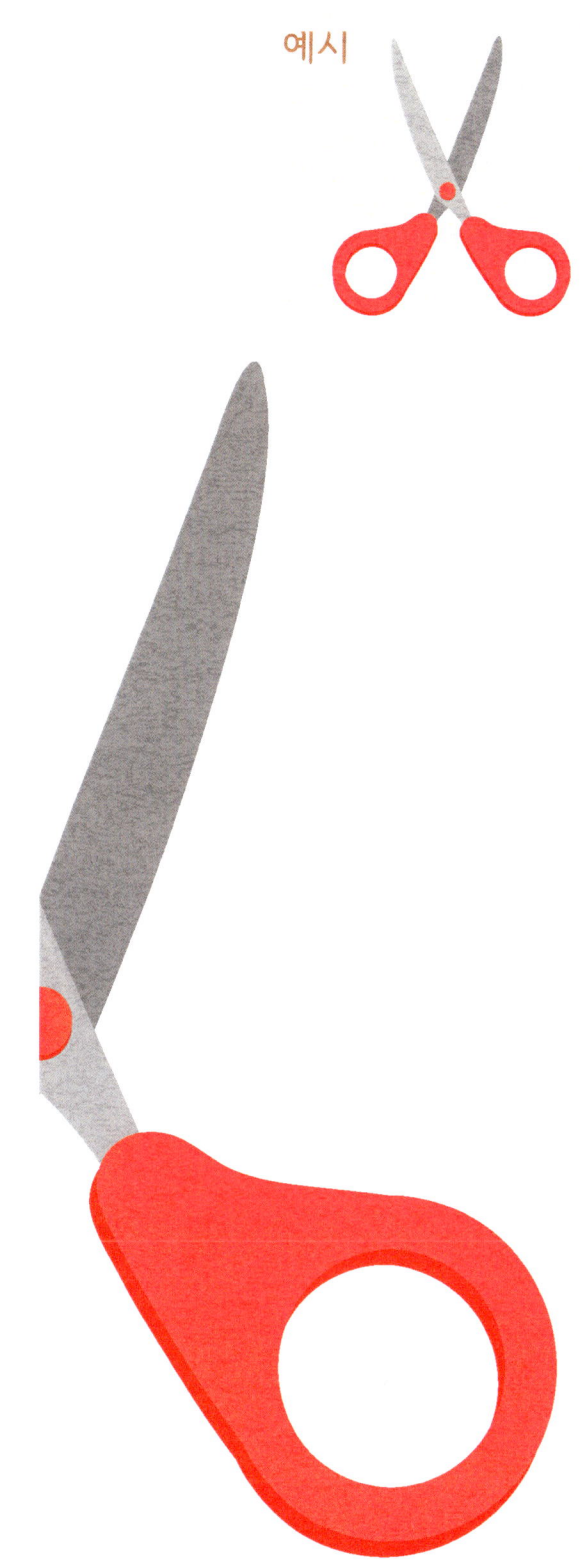

예시

복지관 가는 길

복지관에 동아리 활동을 하러 가는 날이에요. 복지관까지 가는 길을 찾아보세요.

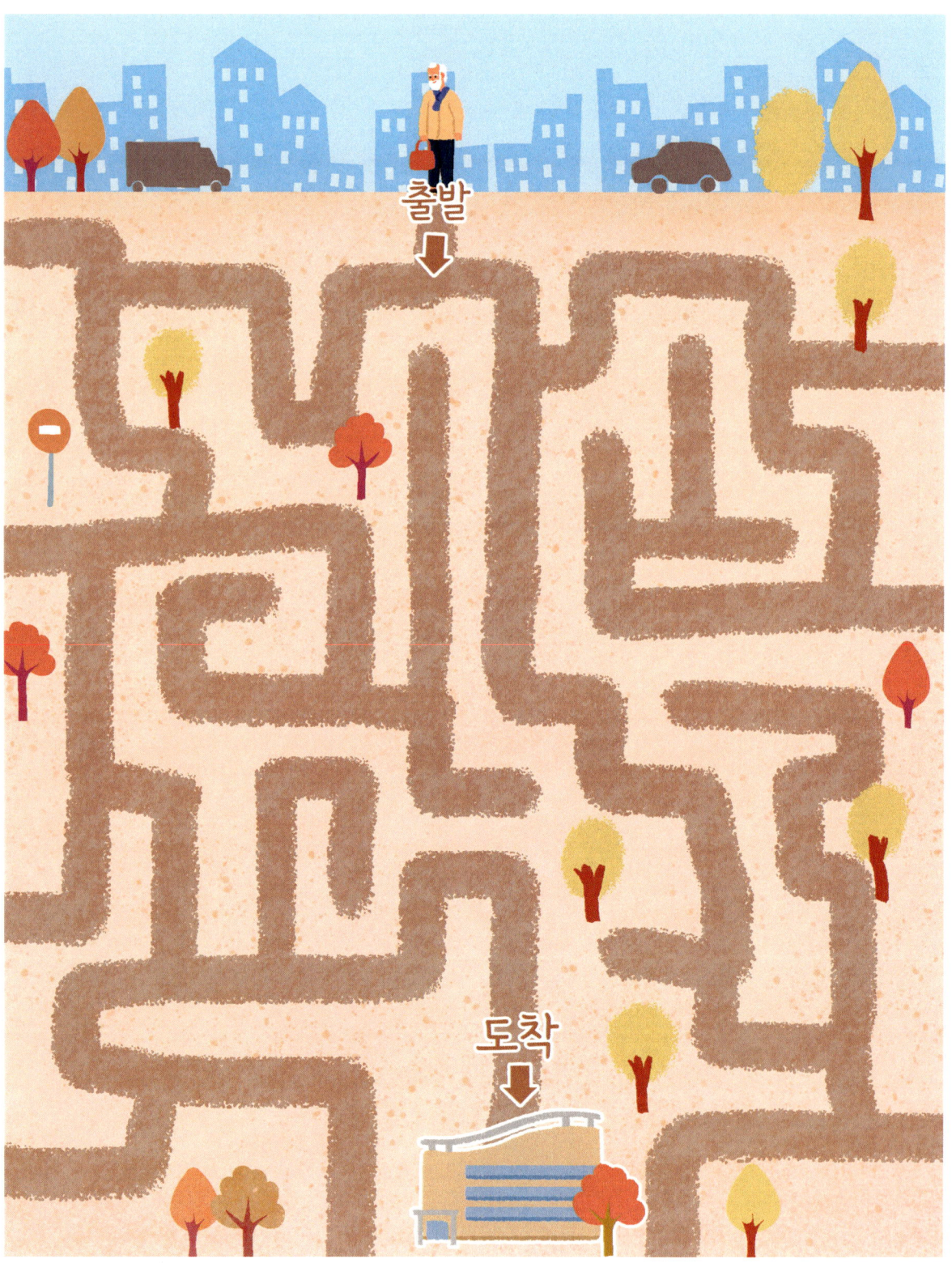

남은 돈 계산하기

카페에서 음료 여러 잔을 주문한 뒤 돈이 얼마나 남았는지 계산해 보세요.

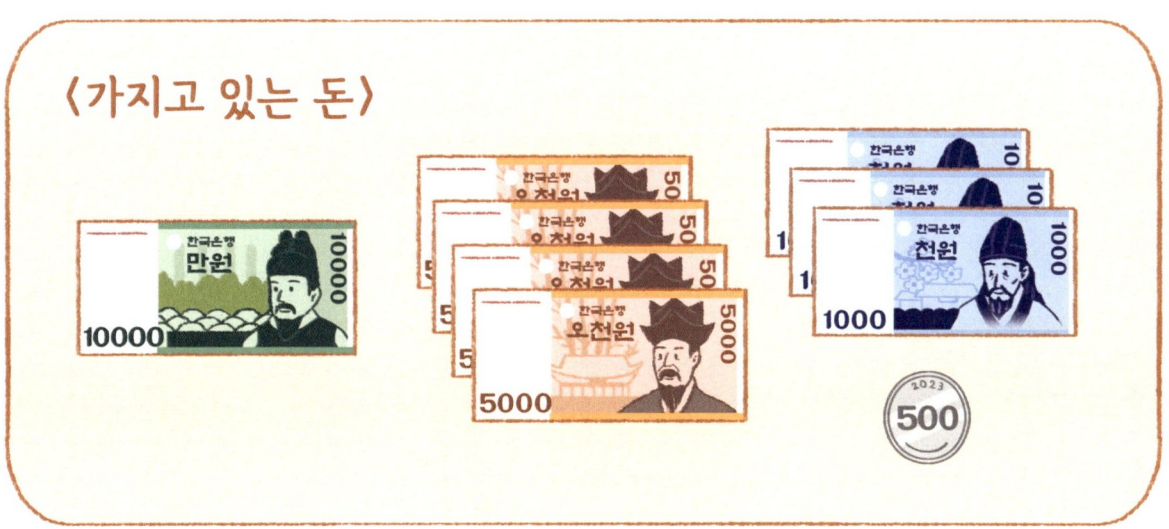

〈주문한 음료〉

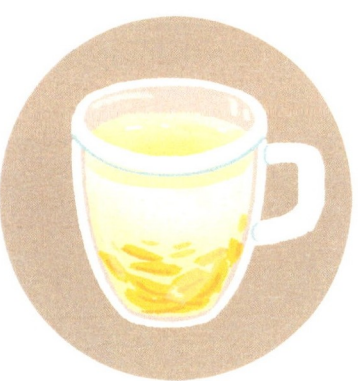

아메리카노 4,000원　　　유자차 5,000원　　　고구마라테 6,000원
1잔　　　　　　　　　　1잔　　　　　　　　　2잔

남은 금액은 _____ 원입니다.

시지각력 훈련

똑같이 따라 그리기

왼쪽 그림을 잘 관찰하고 오른쪽 빈칸에 똑같이 따라 그려보세요.

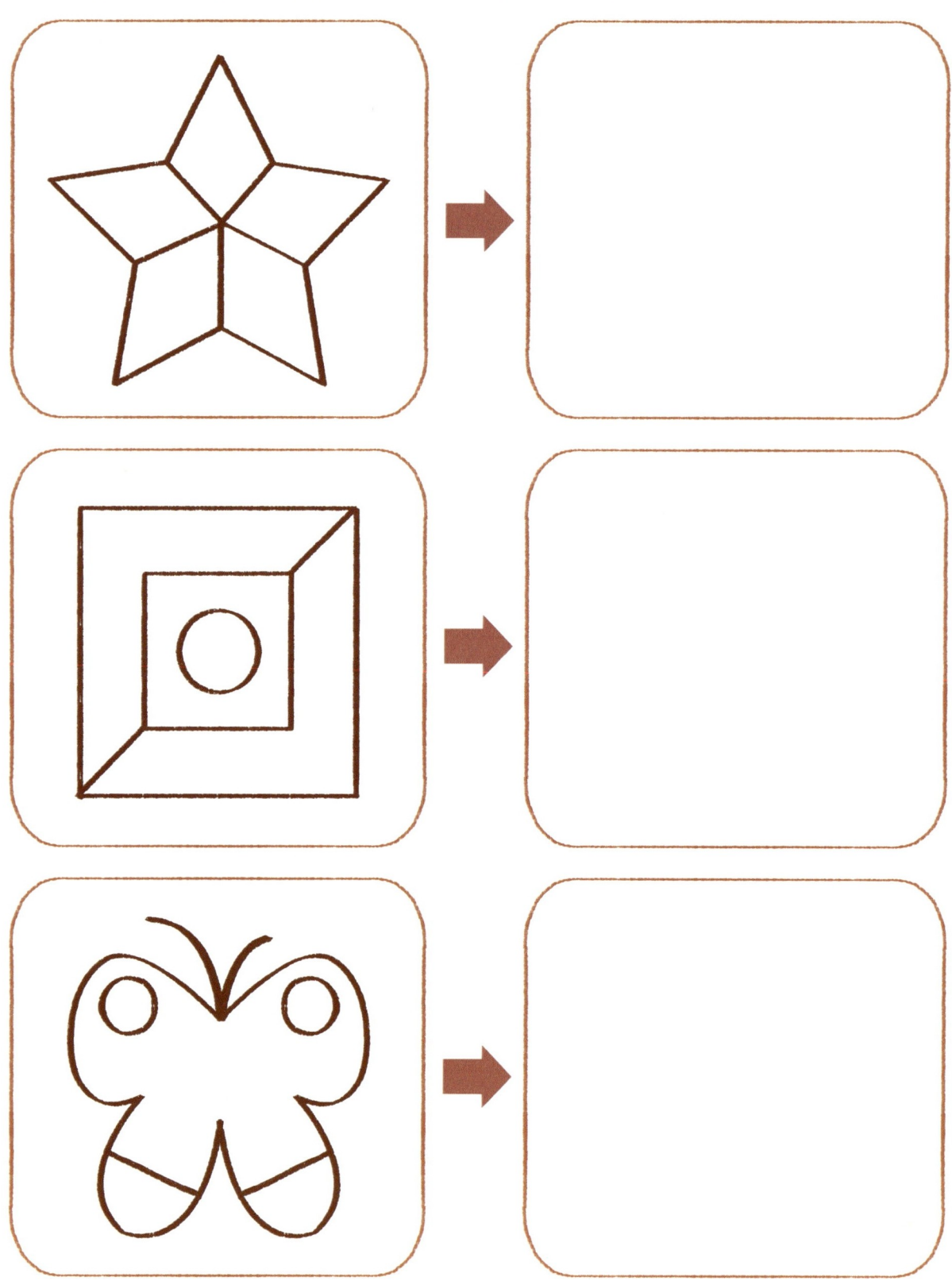